Hajer Nouira
Soumaya Chtioui
Mohamed Fekih Hassen

Protocolo Méduri e pneumonia por COVID-19: factores de insucesso terapêutico.

Hajer Nouira
Soumaya Chtioui
Mohamed Fekih Hassen

Protocolo Méduri e pneumonia por COVID-19: factores de insucesso terapêutico

Factores preditivos de insucesso da terapêutica com corticosteróides na pneumonia por SARS-CoV-2 na UCI

ScienciaScripts

Imprint

Any brand names and product names mentioned in this book are subject to trademark, brand or patent protection and are trademarks or registered trademarks of their respective holders. The use of brand names, product names, common names, trade names, product descriptions etc. even without a particular marking in this work is in no way to be construed to mean that such names may be regarded as unrestricted in respect of trademark and brand protection legislation and could thus be used by anyone.

Cover image: www.ingimage.com

This book is a translation from the original published under ISBN 978-620-6-72043-0.

Publisher:
Sciencia Scripts
is a trademark of
Dodo Books Indian Ocean Ltd. and OmniScriptum S.R.L publishing group

120 High Road, East Finchley, London, N2 9ED, United Kingdom
Str. Armeneasca 28/1, office 1, Chisinau MD-2012, Republic of Moldova, Europe
Printed at: see last page
ISBN: 978-620-8-19067-5

ÍNDICE DE CONTEÚDOS

LISTA DE ABREVIATURAS

ACE 2	:	Angiotensin-Converting Enzyme *2*
AI	:	Aide inspiratoire
APACHE II	:	Acute Physiology and chronic Health Evaluation
AVC	:	Accident vasculaire cérébral
BPCO	:	Broncho-pneumopathie chronique obstructive
Covid-19	:	CoronaVirus Disease 2019
CPAP	:	Continuous Positive Airway Pressure
CRP	:	Protéine C-réactive
Cxcl10	:	CXC motif chemokine 10
DV	:	Décubitus ventral
ECMO	:	Extracorporeal membrane oxygenation
FC	:	Fréquence cardiaque
FiO2	:	Fraction inspirée en oxygène
FFP2	:	Filtering Face Piece
FR	:	Fréquence respiratoire
GB	:	Globules blancs
HTA	:	Hypertension artérielle
IC	:	Intervalle de confiance
IFN	:	Interféron
IQR	:	Interquartile range
IL6	:	Interleukine 6
IL-1β	:	Interleukine 1β
IL1	:	Interleukine 1
IOT	:	Intubation oro-trachéale
IV	:	*Intra veineux*
MERS-CoV	:	Meaddle east respiratory syndrome-*coronavirus*
NF-Kb	:	Nuclear factor kappa-light-chain-enhancer of activated B cells
NO	:	Monoxyde d'azote
OAP	:	Œdème aigu du poumon
OF	:	Optiflow

OMS	: Organisation mondiale de santé
OR	: Odds ratio
PaCO2	: Pression artérielle de dioxyde de carbone
PaO2	: Pression artérielle d'oxygène
PAD	: Pression artérielle diastolique
PAS	: Pression artérielle systolique
PEP	: Pression expiratoire positive
PH	: Potentiel hydrogène
ROC	: Receiver Operating Characteristic
RR	: Risque relatif
SAMU	: Service d'aide médicale urgente
SAPS II	: Simplified Acute Physiology Score II
SARS-CoV-1	: Severe acute respiratory syndrome coronavirus 1
SARS-CoV-2	: Severe acute respiratory syndrome coronavirus 2
SAS	: Syndrome d'apnées de sommeil
SDRA	: Syndrome de détresse respiratoire aigu
SOFA	: Sequential Organ Failure Assessment
TDM	: Tomodensitométrie
Test-PCR	: Test Polymerase Chain Reaction
VMI	: Ventilation mécanique invasive
VM	*: Ventilation mécanique*
VNI	: Ventilation non invasive
VPN	: Valeur prédictive négative
VPP	: Valeur prédictive positive
VS	: Versus

INTRODUÇÃO

INTRODUÇÃO

Em menos de vinte anos, foram observadas três ameaças globais para a saúde secundárias ao coronavírus (1). O coronavírus da síndrome respiratória aguda grave 1 (SARS-CoV-1) afectou a China em 2002. O coronavírus da síndrome respiratória médio-oriental (MERS-CoV) foi fatal em 2012 nos países do GOLF e, recentemente, o SARS-CoV-2 foi identificado em Wuhan, na China, em 2019. (2). A Organização Mundial de Saúde descreveu esta última ameaça como uma pandemia (3).

O vírus SARS-CoV-2 liga-se à enzima conversora da angiotensina 2 (ACE 2) para entrar no organismo (4). Após um período de incubação, 70% dos doentes desenvolverão dispneia, tosse e febre (5). A resposta imunitária pode ser inadequada, levando a um agravamento dos sintomas respiratórios, ao aparecimento da síndrome de dificuldade respiratória aguda (SDRA) e a uma reação inflamatória (6). Esta tempestade de citocinas está mais frequentemente associada à SDRA e à sépsis viral (7).

Na maioria dos casos, o doente apresenta poucos ou nenhuns sintomas. Raramente, a condição é grave, levando a SDRA com envolvimento bilateral (8, 9)choque e morte. Estes sintomas são o resultado de uma resposta imunitária descontrolada e da secreção de citocinas (Interleucina 6 (IL6), Interleucina 1β (IL-1 β), Interferão (IFN) e quimiocina CXC motivo 10 (cxcl10)) por células dendríticas e macrófagos.

Os corticóides têm propriedades anti-inflamatórias, inibindo a síntese de IL-1 e IL-6. Activam a transcrição e a síntese do fator nuclear inibitório kappa-light-chain-enhancer of activated B cells (NF-Kb) e da lipocortina1. Reduzem a proliferação, a ativação e a diferenciação dos linfócitos T e dos macrófagos (10, 11).

Numa meta-análise que incluiu 8 ensaios clínicos aleatorizados com um total de 7737 doentes com pneumonia SARS-CoV-2 moderada a grave, 36,1% receberam terapêutica com corticosteróides Versus (VS) e 63,9% receberam um efeito placebo ou outros tratamentos para a pneumonia (que não a terapêutica com corticosteróides). (12). A mortalidade foi significativamente menor no grupo dos corticosteróides (OR =0,85; IC=95% [0,76-0,95]; p=0,03). A utilização de ventilação mecânica foi significativamente reduzida no grupo dos corticosteróides (OR=0,76; IC 95% [0,59-0,97]; p=0,03). Estes resultados foram confirmados por duas outras meta-análises (13, 14).

Para Chaudhuri et *al.* (13)a mortalidade foi significativamente mais baixa (RR=0,82; IC 95% [0,72-0,95]).

Chang et *al.* (14) demonstraram que a terapia com corticosteróides reduz significativamente a mortalidade (RR=0,78; IC 95% [0,70-0,87] p < 0,01).

Foram utilizados vários tipos de corticosteróides: dexametasona, hidrocortisona e metilprednisolona. A dexametasona foi comparada em três ensaios aleatórios controlados: DEXA-COVID 19 (15)CODEX (16)RECOVERY.COM (17). A mortalidade foi significativamente reduzida no grupo da dexametasona (OR=0,64; IC 95% [0,50-0,82]; p < 0,001). No entanto, não se registou qualquer diferença quando se utilizou hidrocortisona ou metilprednisolona (18).

Numa meta-análise efectuada por Van Paassen et *al.* (19) que incluiu 44 estudos, a metilprednisolona, a prednisona, a dexametasona e a hidrocortisona foram utilizadas em 35%, 28%, 5% e 4%, respetivamente. Neste estudo, a mortalidade foi reduzida (OR=0,72; IC 95% [0,57-0,87]). O número de doentes que necessitaram de ventilação mecânica foi significativamente reduzido com RR=0,71; 95% CI [0,54-0,97].

A dose de corticosteróides utilizada pode ser subdividida em "dose alta" e "dose baixa". No estudo RECOVERY (17)os autores compararam duas doses: 12 mg de dexametasona versus 6 mg em doentes com pneumonia hipoxémica por COVID-19 que não necessitavam de ventilação mecânica. A mortalidade foi de 19% no grupo de dose elevada contra 12% no grupo de dose baixa (RR=1,59; 95% CI [1,2-2,1]; p=0,0012). Os efeitos secundários da dexametasona em dose elevada, como a pneumonia e a hiperglicemia, foram significativamente mais frequentes no grupo de dose elevada.

Numa meta-análise, o tempo de permanência em vida sem ventilação mecânica no D28 e no D90 e a mortalidade no D30 e no D90 foram reduzidos no grupo da dexametasona 6 mg em comparação com o grupo 12 mg (20).

Para Pinzon et *al.* (21)a administração de metilprednisolona numa dose de 250-500 mg reduziu a mortalidade de 9,5% para 7% e a transferência para os cuidados intensivos de 4,8% para 14%. Este resultado foi confirmado por duas meta-análises (22, 23). No entanto, Si Jing Ton et *al.* (24) não encontraram qualquer diferença entre a "dose alta" e a "dose baixa" em termos de mortalidade, taxa de admissão nos cuidados intensivos, utilização de ventilação mecânica, duração da ventilação mecânica, incidência de hiperglicemia e taxa de infecções associadas aos cuidados de saúde.

O método de administração da terapêutica com corticosteróides foi objeto de vários estudos (25-27).

Para Batirel et *al.* (25)a administração de um corticosteroide em bolus reduz o tempo de permanência nos cuidados intensivos. No entanto, Khokher et *al.* (26) não houve diferença na mortalidade, uso de ventilação mecânica ou efeitos colaterais. Este resultado é consistente com as conclusões de uma meta-análise efectuada por Mohanty et *al.* (27).

No nosso serviço, todos os doentes com ARDS foram tratados com dexametasona na dose de 6 mg/d, exceto no caso de lesões de fibrose na tomografia computorizada (TC). Em caso de insucesso, foi administrada corticoterapia com metilprednisolona na dose de 2mg/kg/d em quatro doses. Tanto quanto é do nosso conhecimento, nenhum estudo identificou factores independentemente associados ao insucesso da terapêutica com corticosteróides na dose de 2mg/kg/d. Pensámos que seria útil realizar o nosso estudo com o objetivo de identificar factores preditivos do insucesso do tratamento com corticosteróides na pneumonia por SARS-CoV-2.

MATERIAIS E METODOS

MATERIAIS E MÉTODOS

1. TIPO E LOCALIZAÇÃO DO ESTUDO :

Trata-se de um estudo observacional e analítico longitudinal do tipo "coorte prospetivo", realizado na unidade de cuidados intensivos médicos do Hospital Taher Sfar Mahdia durante um período de 31 meses, entre março de 2020 e setembro de 2022.

2. POPULAÇÃO DO ESTUDO :

2.1 CRITERIOS DE INCLUSÃO :

Foram incluídos todos os doentes com os seguintes critérios:

* Idade superior a 18 anos.

* Pneumonia por SARS-CoV-2 com critérios de SDRA de acordo com a definição de Berlim de 2012 (28) para os doentes intubados e para os outros doentes, foram utilizadas as novas definições de SDRA (29). A pneumonia por SARS-CoV-2 foi confirmada por um teste de reação em cadeia da polimerase (Test-PCR).

* Tratamento com metilprednisolona numa dose de 2mg/kg/d durante mais de 7 dias.

2.2 CRITERIOS DE NÃO-INCLUSÃO :

Os doentes não incluídos no nosso estudo foram :

> ➢ Doentes com uma contraindicação à terapêutica com corticosteróides: diabetes desequilibrada, outra infeção ativa, hemorragia digestiva, etc.
> ➢ Doentes com cuidados limitados

2.3 CRITERIOS DE EXCLUSÃO :

Aparecimento de um efeito secundário grave da terapêutica com corticosteróides: hemorragia digestiva ativa, choque sético no momento da decisão de introduzir o protocolo Meduri, delírio de reanimação ou hipertensão arterial (HA) mal controlada.

3. PROTOCOLO DO ESTUDO :

Todos os doentes com pneumonia que cumpriam os critérios de SDRA foram submetidos a um teste-PCR para confirmar a infeção por SARS-CoV-2, para além da oxigenoterapia com fluxo ótico (OF) ou ventilação não invasiva (VNI), ou intubação orotraqueal (IOT).

Os doentes começaram a tomar dexametasona 6mg/d. Foi prescrita terapêutica com corticosteróides numa dose de 2mg/kg/d em 4 doses se o tratamento com dexametasona falhasse.

O insucesso é definido como a ausência de melhoria clínica no sétimo dia de admissão, com hipoxemia persistente com uma pressão arterial de oxigénio (PaO2)/fração inspirada de oxigénio (FiO2) < 250, uma síndrome alveolar ou intersticial não explicada por uma infeção, ou no caso de lesões escanográficas que favoreçam a progressão para fibrose pulmonar.

Antes do início do tratamento, foi recolhida uma amostra bacteriológica, incluindo um aspirado traqueal e/ou um exame citobacteriológico da expetoração, uma hemocultura e um exame citobacteriológico da urina. Se as amostras fossem negativas, era administrada diariamente uma dose de 2mg/kg/d durante 14 dias, depois 1mg/kg/d durante uma semana, depois 0,5mg/kg/d durante 3 dias, depois 0,25mg/kg/d durante 3 dias, depois 0,125mg/kg/d durante 3 dias.

O insucesso da terapêutica com corticosteróides (metilprednisolona) é definido por :
- ➢ Ausência de melhoria clínica (diminuição da complacência pulmonar superior a 50% em doentes entubados, necessidades elevadas de oxigénio com FiO2 > 70%) após 7 dias de tratamento.
- ➢ Desenvolvimento secundário de uma infeção associada aos cuidados de saúde com ou sem choque sético
- ➢ Morte

Durante o tratamento inicial, os doentes são colocados em oxigenoterapia com um objetivo de saturação entre 90 e 94%. A posição prona é utilizada em caso de relação PaO2/FiO2 <150. É prescrita uma terapêutica preventiva, intermédia ou curativa com heparina associada a uma proteção contra as úlceras de stress. A alimentação oral foi autorizada se a FiO2 fosse inferior a 60%. Os restantes doentes receberam nutrição entérica ou parentérica. A antibioticoterapia foi prescrita no início da pandemia e depois em caso de forte suspeita de superinfeção ou de co-infeção bacteriana. Durante a terapia com corticosteróides, foram colhidas amostras bacteriológicas em caso de suspeita de superinfeção.

4. PARAMETROS RECOLHIDOS :

Os parâmetros recolhidos foram :

4.1 CARATERISTICAS DEMOGRAFICAS :

- ➢ Idade

- ➢ Tipo

4.2 COMORBILIDADES :

- ➢ Cardiovascular: hipertensão, perturbações do ritmo, doença cardíaca isquémica

- ➢ Respiratório: asma, doença pulmonar obstrutiva crónica (DPOC)

- ➢ Metabólico: diabetes, dislipidemia

4.3 REGIÃO DO DOENTE :

- ➢ Mahdia

- ➢ Monastir...

4.4 SERVIÇO ORIGINAL :

- ➢ Emergência

- ➢ Serviço de Atendimento Médico de Urgência (SAMU)

- ➢ Outro serviço hospitalar

- ➢ Outro hospital

4.5 Tratamento a longo prazo

4.6 DADOS CLINICOS E PARACLINICOS :

> Sinais funcionais: tosse, dispneia, artralgia, rinorreia, dor de cabeça, agueusia, confusão, vómitos, diarreia, dores abdominais, etc.

> Duração dos sintomas

> Duração do internamento (no serviço de urgência ou noutro serviço) antes da admissão nos cuidados intensivos

> Manifestações clínicas :

* Frequência respiratória (FR)

* Frequência cardíaca (FC)

* Temperatura

* Pressão arterial sistólica

* Pressão arterial diastólica

> Simplified Acute Physiology Score (SAPS II) na admissão (30)Trata-se de uma pontuação concebida para medir a gravidade da doença em doentes admitidos em unidades de cuidados intensivos. É calculado a partir de 12 variáveis durante as primeiras 24 horas e varia entre 0 e 163 (apêndice 1).

> Acute Physiology And Chronic Health Evaluation (APACHE II) na admissão (31) Trata-se da primeira escala de gravidade generalizada a ser desenvolvida. Trata-se da segunda versão do Acute Physiology and chronic Health Evaluation. Esta pontuação é calculada a partir de 12 variáveis fisiológicas associadas à idade e a uma série de doenças pré-existentes. As variáveis são ponderadas de 1 a 4 em função dos seus valores (anexo 2).

> Avaliação sequencial da falência de órgãos (SOFA) Pontuação de inclusão (32) Esta pontuação avalia o grau de disfunção dos órgãos. É composta por seis subescores: o sistema respiratório (avaliado pela relação PaO2/FiO2), o sistema cardiovascular (avaliado pela pressão arterial média, tipo e dose de fármacos vasoactivos), o sistema neurológico (avaliado pela pontuação de Glasgow), o sistema renal (avaliado pela creatinina ou diurese), a função hepática (avaliada pelo nível de bilirrubina) e a coagulação (avaliada pelo nível de plaquetas). Cada

sub-escore é classificado de zero a quatro para uma pontuação SOFA que varia de zero a 24 (apêndice 3).

➤ Gravidade da SDRA de acordo com a Classificação de Berlim 2012 (28) em :

* Mínimo: rácio PaO2/FiO2 entre 200 e 300

* Moderado: rácio PaO2/FiO2 entre 100 e 200

* Grave: rácio PaO2/FiO2 inferior a 100

➤ Manifestações biológicas :

* PH

* PaO2

* Pressão arterial de dióxido de carbono (PaCO2)

* Bicarbonato

* PaO2/FiO2

* Glóbulos brancos

 * Hemoglobina

* Proteína C-reactiva (PCR)

4.7 GESTÃO TERAPEUTICA :

➤ Terapia com antibióticos

➤ Terapia com heparina :

→ curativo

→ ou intermédia

→ ou preventivo

➤ Utilização da posição de bruços

➤ Oxigenoterapia

4.8 RESULTADOS PARA OS DOENTES :

➤ Resposta à terapêutica com corticosteróides

➤ Duração da oxigenoterapia não invasiva

➤ Duração da ventilação mecânica invasiva

➤ Ocorrência de infecções associadas aos cuidados de saúde :

* Pneumonia associada a cuidados de saúde

* Infeção vascular .

* Infeção do trato urinário

➤ Tempo de permanência nos cuidados intensivos

➤ Mortalidade

5. REGISTO E ANALISE DE DADOS :

As análises foram efectuadas com recurso ao software SPSS IBM 23. As variáveis contínuas são representadas por médias ± desvio padrão. As frequências absolutas e relativas foram utilizadas para expressar as variáveis qualitativas.

Para a análise univariada, utilizámos o teste ki2 para comparar duas percentagens (teste exato de Fischer para números pequenos) e o teste t de Student para comparar duas médias. Incluímos na análise multivariada todas as variáveis com um nível de significância inferior a 20% na análise univariada. Em seguida, realizámos uma regressão logística multivariada para determinar os factores independentemente associados ao insucesso do tratamento. O nível de significância foi fixado em 5%.

Foi efectuada uma curva Receiver Operating Characteristic (ROC) para identificar o limiar que prevê o insucesso da terapêutica com corticosteróides. Também calculámos a sensibilidade, a especificidade, o valor preditivo positivo (VPP) e o valor preditivo negativo (VPN) destes parâmetros.

RESULTADOS

RESULTADOS

1. PERFIL DO DOENTE :

Durante o período do estudo, 449 pacientes foram hospitalizados com pneumonia por SARS-CoV-2. Destes, 262 foram excluídos (não estavam a tomar corticosteróides de acordo com o protocolo Meduri). Dos 187 doentes incluídos, 9 foram excluídos secundariamente devido a uma decisão de limitar os cuidados.

Foi incluído um total de 178 doentes.

1.1 FLUXOGRAMA

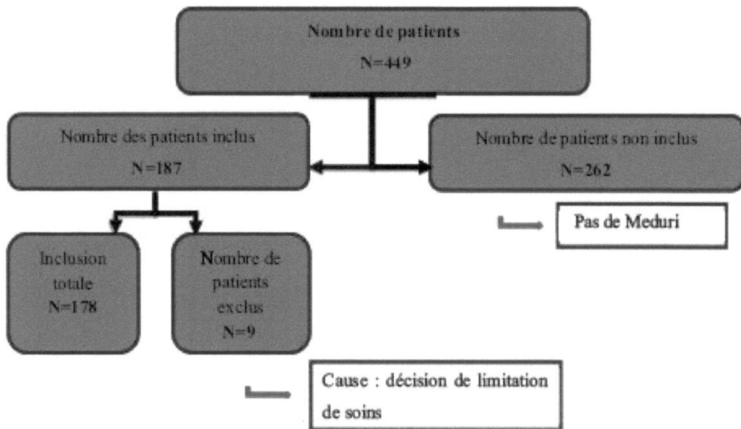

Figura 1: Fluxograma do estudo

1.2 CARATERISTICAS DEMOGRAFICAS E CO-MORBILIDADES :

Durante o período de estudo, 178 pacientes com uma idade mediana de 62 anos no intervalo interquartil (IQR) [53-68] foram incluídos no nosso estudo.

Dos doentes hospitalizados nos cuidados intensivos, 92% eram oriundos da província de Mahdia. Os serviços de urgência foram o principal serviço de origem dos nossos doentes (75%).

As co-morbilidades mais comuns foram a hipertensão (43%), a diabetes (37%) e a dislipidemia (19%).

O quadro I resume as caraterísticas demográficas, o departamento de origem, as co-morbilidades e os tratamentos de base dos doentes.

Quadro I: Caraterísticas demográficas e co-morbilidades dos doentes

	População total N=178
Idade, anos (mediana [IQR])	62 [53-68]
Género, masculino n (%)	102(57)
Governorate n (%) :	
Mahdia	164(92)
Monastir	6(3)
Kasserine	2(1)
Outros	6(3)
Serviço doméstico n (%) :	
Emergências	134(75)
SAMU	8(5)
Transferência de outro serviço	30(17)
Transferência de outro hospital	6(9)
Fumadores n (%)	30(16)
Comorbilidades n (%) :	
SAS	9(5)
Asma	6(3)
Diabetes	66(37)
HTA	77(43)
Dislipidemia	33(19)
AVC	8(5)
Insuficiência renal crónica	10(6)
Tratamento a longo prazo n (%) :	
Terapia com corticosteróides inalados	6(3)
Terapia com corticosteróides orais	35(20)
Terapia com insulina	26(15)
Inibidor da enzima de conversão	42(24)

IQR: intervalo interquartil, SAMU: serviço médico de urgência, BPCO: doença pulmonar obstrutiva crónica, SAS: síndrome de apneia do sono, HTA: hipertensão arterial, AVC: acidente vascular cerebral.

1.3 CARATERISTICAS CLINICAS

A duração mediana dos sintomas foi de 5 dias IQR [3-7].

As manifestações clínicas mais frequentes da infeção por SARS-CoV-2 foram a tosse seca (53%) e a astenia (51%).

A mediana do SAPS II foi de 10 IQR [7-13] e a mediana da pontuação SOFA foi de 4 IQR [3-5].

A SDRA grave foi observada em 63% dos casos.

O quadro II ilustra as manifestações clínicas observadas.

Quadro II: Caraterísticas clínicas

	População total N=178
Tosse seca, n (%)	94(53)
Rinorreia, n (%)	6(3)
Dor no peito, n (%)	10(6)
Astenia, n (%)	91(51)
Artralgia, n (%)	30(17)
Agnosia, n (%)	1(1)
Anosmia, n (%)	3(2)
Dor de cabeça, n (%)	18(10)
Confusão, n (%)	5(3)
Vómitos, n (%)	5(3)
Diarreia, n (%)	15(8)
Dor abdominal, n (%)	7(4)
SAPS II; mediana (IQR)	10[7-13]
APACH II, mediana (IQR)	27[20-33]
Pontuação SOFA, mediana (IQR)	4[3-5]
Duração dos sintomas, n(dias)	5[3-7]
Pressão arterial sistólica (mmHg)	130[120-140]
Pressão arterial diastólica (mmHg)	70[70-80]
Frequência cardíaca na admissão (c/min); mediana (IQR)	85[75-95]
Frequência respiratória na admissão (c/min); mediana (IQR)	28[24-32]
Temperatura (°C)	37[37-37]
SDRA n (%) :	
Leger	6(4)
Moderado	59(33)
Grave	112(63)
Duração do internamento no serviço de urgência, n(dias)	2[1-3]

SAPS II: Simplified Acute Physiology Score II, APACHE II: Acute Physiology and chronic Health Evaluation, II, SOFA: Sequential Organ Failure Assessment, ARDS: acute respiratory distress syndrome, IQR: intervalo interquartil

1.4 MANIFESTAÇÕES BIOLOGICAS :

O quadro III ilustra as principais manifestações biológicas observadas.

A mediana da PaO2 foi de 78 IQR [64-94] e a mediana da relação PaO2/FiO2 foi de 92 IQR [69-143].

Quadro III: Manifestações biológicas

	População total N=178
PH na admissão	7,44[7,40-7,47]
PaCO2: mmHg, mediana IQR	37[32-42]
PaO2: mmHg, mediana IQR	78[64-94]
Bicarbonatos: mmol; mediana IQR	24[21-27]
PaO2/FiO2	92[69-143]
Glóbulos brancos	5431[8102-15192]
Hemoglobina glicada	7,90[6,76-9,37]
PRC	117[77-174]

PH: potencial de hidrogénio, PaCO2: pressão arterial de dióxido de carbono, IQR: intervalo interquartil, PaO2: pressão arterial de oxigénio, FiO2: fração inspiratória de oxigénio, CRP: proteína C-reactiva

1.5 GESTÃO E EVOLUÇÃO TERAPEUTICA :

A Tabela IV ilustra o tratamento dos doentes e os resultados. A dexametasona foi prescrita em 82% dos doentes. Apenas 17% dos doentes foram entubados na admissão.

O posicionamento em decúbito ventral foi combinado com oxigenoterapia em 90% dos casos. Cento e dezassete doentes (66%) responderam à terapia em decúbito ventral.

A incidência de infecções pulmonares nosocomiais foi de 36%.

A mortalidade foi de 61%.

Quadro IV: Gestão e progressos

	População total N=178
Dexametasona	145(82)
Antibiótico	34(19)
Terapia com heparina :	
Curativo	56(32)

Intermediário	73(41)
Preventivo	48(47)
NVI	66(37)
VMI	30(17)
DV	160(90)
Infecções associadas aos cuidados de saúde, n (%) :	114(64)
Infeção pulmonar associada aos cuidados de saúde	64(36)
Infeção do trato urinário	18(10)
Infeção vascular	32(18)
Duração do NAV, n(dias)	5(2,25-8)
Duração do VMI, n(dias)	12(6-21,5)
Duração do internamento, n(dias)	14(10-23)
Mortalidade n (%)	109(61)

VNI: ventilação não invasiva, VMI: ventilação mecânica invasiva, VD: posição prona

2. ESTUDO ANALITICO: ESTUDO COMPARATIVO ENTRE OS QUE RESPONDEM E OS QUE NÃO RESPONDEM A TERAPEUTICA COM CORTICOSTEROIDES

2.1 ANALISE UNIVARIADA

No nosso estudo, 60 pacientes (33,7%) responderam ao protocolo Méduri.

Na análise univariada, não encontrámos diferenças estatisticamente significativas nas caraterísticas demográficas, nas comorbilidades e no tratamento a longo prazo entre o grupo de sucesso dos corticosteróides e o grupo de insucesso.

O quadro V apresenta os resultados relativos às caraterísticas demográficas, às comorbilidades e ao tratamento a longo prazo.

Quadro V: Caraterísticas demográficas, comorbilidades e tratamento a longo prazo

	Grupo de sucesso N=60	Grupo de insucesso N=118	p

Idade ; anos	59,5 [52,25-68]	63[55-68]	0,370
Homens, n (%)	38(63)	64	0,177
Duração dos sinais antes da consulta, mediana IQR d	1[1-3]	2[1-4]	0,087
Comorbilidades, n (%) :			
Asma	2(3)	4(3)	0,649
Distiroidismo	2(3)	5(4)	0,575
Diabetes	22(37)	45(38)	0,773
HTA	29(48)	49(41)	0,588
DPOC	3(5)	7(6)	0,565
Dislipidemia	15(25)	19(16)	0,210
Tratamento a longo prazo, n (%) :			
Terapia com corticosteróides inalados	2(3)	7(6)	0,377
Terapia com corticosteróides orais	12(20)	23(19)	0,783
Terapia com insulina	8(13)	19(16)	0,466
Inibidor da enzima de conversão	13(22	29(24)	0,730

HTA: hipertensão arterial, DPOC: doença pulmonar obstrutiva crónica

Na análise univariada, não encontramos uma diferença estatisticamente significativa nos sinais funcionais e clínicos entre o grupo de sucesso do corticosteroide e o grupo de insucesso.

O SAPS II foi significativamente mais elevado no grupo de insucesso: 29 IQR [22-34] versus 21 [17,25-28] p<0,001. A mediana do score APACHE II foi de 10 [8-14] no grupo de insucesso versus 7 [6-10] no grupo de sucesso p<0,001.

Quadro VI: Sinais funcionais, sinais clínicos e manifestações biológicas

	Grupo de sucesso N=60	Grupo de insucesso N=118	p
Sinais clínicos, n (%) :			
Tosse seca	32(53)	63(53)	0,960
Rinorreia	1(2)	5(4)	0,351
Dispneia	52(87)	102(86)	0,896
Febre	30(50)	55(46))	0,561
Dor no peito	3(5)	7(6)	0,565

21

Astenia	32(55)	59(50)	0,558
Artralgia	11(18)	19(16)	0,653
Dores de cabeça	5(8)	13(11)	0,610
Oxigenoterapia, n (%) :			
Invasivo	2(3)	28(24)	<0,001
OF	54(90)	95(80)	0,105
Não invasivo	17(28)	50(42)	0,034
Prona, n (%)	52(87)	108(91)	0,585
Gravidade da SDRA :			
Leger	2(3)	4(4)	1,000
Moderado	26(43)	33(28)	0,003
Grave	32(54)	82(69)	0,014
SAPS II, mediana IQR	21[17-28]	29[22-34]	<0,001
APACH II, mediana IQR	7[6-10]	10[8-14]	<0,001
SOFA, mediana IQR	4[3-4]	4[4-5]	0,121
PAS (mmHg)	130[120-150]	130[120-140]	0,127
PAD (mmHg)	80[70-80]	30[26-34]	0,273
PH	7,44[7,41-7,48]	7,43[7,38-7,47]	0,181
PaCO2 na admissão, mediana IQR	37,5[33-40]	36[31-42]	0,652
PaO2 de admissão, mediana IQR	79,5[66,25-98,5]	77[64-92]	0,903
PaO2/FiO2, mediana IQR	102[79,50-154,75]	86[69-127]	0,031
GB, mediana IQR	11600[8925-14800]	11000[7550-16100]	0,604
Linfócitos, mediana IQR	800[525-940]	700[520-990]	0,635

OF: OptiFlow, ARDS: síndrome de dificuldade respiratória aguda, SAPS II: Simplified Acute Physiology Score, IQR: intervalo interquartil, APACHE II Score: Acute Physiology and chronic Health Evaluation, SOFA: Sequential Organ Failure Assessment, PAS: pressão arterial sistólica, DBP: pressão arterial diastólica, PH: potencial de hidrogénio, PaCO2: pressão arterial de dióxido de carbono, PaO2: pressão arterial de oxigénio, FiO2: fração inspiratória de oxigénio, WBC: glóbulos brancos.

Não houve diferença significativa na antibioticoterapia prescrita na admissão (24% vs 8%) p=0,09 e na heparina em dose curativa (40% vs 13%) < 0,001 a favor do grupo de insucesso.

A progressão foi marcada por uma incidência significativamente mais elevada de complicações no grupo de insucesso. Isto diz respeito às taxas de infecções nosocomiais 35% VS 79%.

p= 0,037, barotrauma 3% VS 24% p < 0,001 e insuficiência renal aguda 5% VS 31% p < 0,001.

O quadro VII ilustra as manifestações biológicas, o tratamento e a evolução da doença.

Quadro VII: Tratamento dos doentes e resultados

	Grupo de sucesso N=60	Grupo de insucesso N=118	p
Antibioticoterapia, n (%)	5[8]	29[24]	0,009
Terapia com heparina, n (%) :			
Curativo	8[13]	48[40]	<0,001
Intermediário	31[52]	43[36]	0,051
Preventivo	21[35]	27[24]	0,072
Progressão para fibrose, n (%)	4[7]	15[13]	0,217
Infecções associadas aos cuidados de saúde, n (%)	21[35]	94[79]	0,037
Complicações, n (%) :			
Barotrauma	2[3]	29[24]	<0,001
Insuficiência renal	3[5]	37[31]	<0,001
Hiperglicemia	3[5]	11[9]	0,310
Tromboembólica	4[7]	5[4]	0,481
Tempo desde a admissão até à IOT, D mediana IQR	1[0-1]	5,73[2-8]	<0.001
Duração da sedação, mediana D IQR	7,5[4-13,25]	12[6-20]	0,356
Tempo de curarização, mediana J IQR	5,5[1,25-10,50]	10[5-17]	0,420
Duração do IMV, D mediana IQR	8[0-22]	12,5[6-21,75]	0,352
Duração da VNI, D mediana IQR	7,06[3,50-10,25]	4[2-7,25]	0,173
Tempo de permanência nos cuidados intensivos, mediana IQR J	11[9-16]	17[11,75-26,25]	
Mortalidade, n (%)	0(0)	109[91,6]	<0,001

OTI: intubação orotraqueal, IMV: ventilação mecânica invasiva, NIV: ventilação não invasiva

No que diz respeito à gestão ventilatória dos doentes, verificou-se uma diferença significativa na oxigenoterapia invasiva e não invasiva utilizada. De facto, apenas 3% dos doentes do grupo de sucesso foram ventilados de forma invasiva contra 24% do grupo de insucesso (p<0,001), enquanto a VNI foi prescrita em 28% do grupo de sucesso contra 42% do grupo de insucesso (p=0,034). Não houve diferença nos parâmetros prescritos para a ventilação mecânica, quer invasiva quer não-invasiva.

O quadro VIII ilustra os parâmetros da ventilação invasiva e não-invasiva.

Quadro VIII: Parâmetros de ventilação não invasiva e invasiva

	Com sucesso N=60	Insucesso N=118	p
Oxigenoterapia de alto fluxo,	60L/m² de água	60L/m	0,999
Fluxo de o_2			
Ventilação não invasiva			
PEP	6[6-8]	8[6-8]	0,244
IA	10[8-12]	10[8-12]	0,271
Ventilação mecânica invasiva			
Volume corrente ml/Kg	400[385-415]	420[380-447]	0,771
FR	28[25-29,5]	30[28-32]	0,716
PEP	11[8,5-13,5]	10[28-32]	0,150
Pressão do cilindro	23,5[17,5-31]	29[26-30]	0,017
Pressão de condução	14,5[11-17,5]	17[14.25-21]	0,211
Conformidade pulmonar	28,5[24,25-45,50]	23[18-29]	0,019

PEP: pressão expiratória positiva, AI: ajuda à inspiração, FR: frequência respiratória

A Tabela IX mostra a evolução dos glóbulos brancos, da PCR e de certos parâmetros ventilatórios. A contagem de glóbulos brancos foi semelhante entre os dois grupos de D1 a D28. No entanto, verificou-se uma diferença estatisticamente significativa nos valores de PCR em D3 e D7 entre os grupos de sucesso e de insucesso, a favor do grupo de insucesso.

O rácio PaO2/FiO2 foi significativamente mais elevado entre D7 e D14 a favor do grupo de sucesso 126 [88-175,5] vs 100 [83-125,5] p=0,006 em D3, e 188 [171-297] vs 122 [73-158] p=0,001 em D7.

As alterações do volume corrente, da pressão expiratória positiva (PEEP), da pressão motora e da complacência pulmonar foram semelhantes entre os dois grupos.

Tabela IX: Alterações dos parâmetros ventilatórios e biológicos até D28

	Grupo de sucesso	Grupo de insucesso	p
Leucócitos (10^3/µL), mediana IQR			
Admissão	11,6[8,9-14,8]	11[7,5-16,1]	0,665
J1	11,6[8,87-16,70]	12,67[8,9-16,5]	0,661
J3	126[8,4-13,8]	13,6[10,2-18,6]	0,103
J7	19,3[13,2-24,6]	15,6[11,1-20]	0,053
J14	12,7[10,2-19,4]	14,9[11,5-20,7]	0,520
J21	8,9[7,2-16]	13,5[8,5-19,8]	0,424
J28	7[4,8-7]	15,5[13,2-22,3]	0,049
PCR (mg/L), mediana IQR			
J1	104[66,75-150]	118[67-178]	0,280
J3	31[16,5-94,5]	93[36-145]	<0,001
J7	29[8-77]	123[53-199]	<0,001
J14	16[7,5-105,5]	73[24-173]	0,076
J21	77[49-85]	87,5[29,5-175]	0,241
J28	65[4-143]	131[76-170]	0,186
Volume corrente (ml/Kg), mediana IQR			
J1	400[400-400]	440[400-460]	0,259
J3	410(400-420]	430[400-460]	0,614
J7	410[400-420]	440[400-480]	0,541
J14		420[400-480]	
J21		440[420-495]	
J28		460[425-478]	
Pressão de acionamento (cmH$_2$O)			
Admissão		17,73[14,25-21]	
J1	15[4-15]	16[14,75-21]	0,540
J3	12,5[12-12,5]	17[15-21]	0,230
J7	13[13-13]	18,5[15-22,5]	0,330
J14		21[16,5-22]	
J21		22[18-24]	
J28		26[25-32,5]	
PaO2/FiO2			
Admissão		78[66-55]	
J1	122[66-148]	98[69-159]	0,959
J3	116[87-157]	102[81,75-147]	0,465
J7	126[88-175,5]	100[83-125,5]	0,006
J14	188[171-297]	122[73-158]	0,001
J21	195[129-279]	130[81,75-176]	0,113
J28		178[95-228]	
PEP (cmH$_2$O)			
J1	7[4,5-12]	10[9,5-12]	0,103
J3	6[4-6]	10[6,5-12]	0,382
J7	6[3-6]	10[8-12]	0,168
J14	6[3-6]	8[6-10,5]	0,494
J21		6[6-9]	
J28		4[2-4]	
Complacência pulmonar (ml/cmH$_2$O)			
J1	29[7-29]	29[21-32]	0,871
J3	26,5[5-26,5]	26[19,5-30,5]	0,940
J7	32[32-32]	21,5[19,5-30,5]	0,363
J14		18[16-26]	
J21		19[15-29]	
J28		18,50[13,75-26]	

CRP: proteína C-reactiva, PaO2: pressão arterial de oxigénio, FiO2: fração inspiratória de oxigénio PEP: pressão expiratória positiva

2.2 ANALISE MULTIVARIADA :

Na análise multivariada, os factores independentemente associados ao insucesso da terapêutica com corticosteróides foram a pontuação de gravidade SAPS II OR=0,938; IC 95% [0,895-0,982] p=0,007, e a utilização de ventilação mecânica não invasiva com OR=0,416; IC 95% [0,187-0,925] p=0,031.

A Tabela X mostra os factores independentemente associados ao insucesso da terapêutica com corticosteróides.

Tabela X: Factores independentemente associados ao insucesso da terapêutica com corticosteróides

Factores	OU	IC 95%	p
SAPS II	0,938	[0,895-0,982]	0,007
SOFA	0,737	[0,484-1,122]	0,154
Gravidade da SDRA	1,641	[0,462-5,829]	0,443
Ventilação mecânica invasiva	0,115	[0,013-1,025]	0,053
Ventilação não invasiva	0,416	[0,187-0,925]	0,031
PaO₂/FiO₂ na admissão	1,005	[0,990-1,020]	0,547

SAPS II: Simplified Acute Physiology Score II, SOFA: Sequential Organ Failure Assessment, ARDS: acute respiratory distress syndrome,

O valor de limiar para o SAPS II foi de cerca de 23,5, com uma sensibilidade de 75% e uma especificidade de 61%. A zona foi de 0,724, VPP=54,55 e VPN=79,46 (Figura 2).

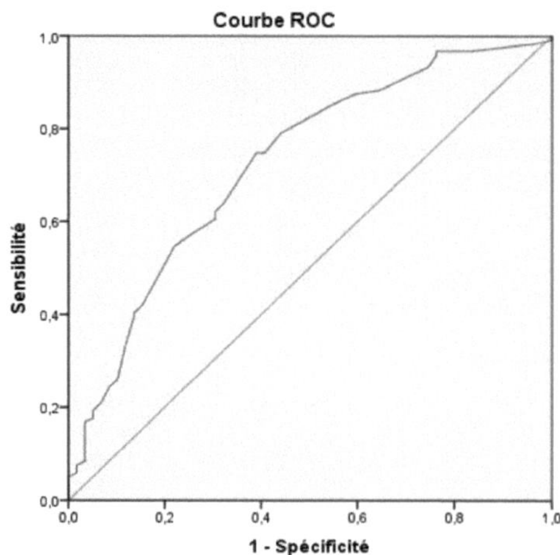

Figura 2: Curva ROC para a pontuação SAPS II e valor limiar

26

DISCUSSÃO

DISCUSSÃO

A infeção por SARS-CoV-2 é uma doença multi-sistémica, caracterizada por hiperactivação da coagulação com hipofibrinólise.

Na infeção por SARS-CoV-2, a resposta imunitária inicial é ineficaz, levando a uma amplificação da resposta inflamatória. Esta resposta excessiva, que excede a regulação, leva a um agravamento clínico, geralmente no oitavo dia após a infeção e o início dos sintomas. O envolvimento pulmonar pode evoluir para ARDS e falência multi-visceral com sinais de hiperactivação do sistema imunitário (33).

O papel principal da terapia com corticosteróides é contrariar a reação inflamatória excessiva e a tempestade de citocinas.

No nosso estudo, 33,7% dos doentes responderam à terapêutica com corticosteróides em altas doses de acordo com o protocolo Méduri. Encontrámos dois factores independentemente associados à falha de esteróides: uso de VNI e um score SAPS >23,5.

O vírus Covid 19 infecta pneumócitos que expressam a ACE 2 (34) e, consequentemente, entre 67 e 85% dos doentes admitidos na unidade de cuidados intensivos desenvolverão SDRA (6). O vírus infecta igualmente células do trato digestivo que exprimem receptores ACE 2, nomeadamente os enterócitos (35, 36). A doença caracteriza-se por um distúrbio citolítico frequentemente observado e pela raridade da iterícia colestática (5, 37, 38).

Uma vez que a ACE 2 está pouco representada no cérebro, foram avançadas outras hipóteses que envolvem os receptores nicotínicos da acetilcolina na génese da invasão cerebral. (39). O tropismo neurológico do SARS-CoV-2 explica a agueusia, anosmia, danos musculares e danos no centro respiratório medular (40). No nosso estudo, agueusia, anosmia, cefaleias e síndromes confusionais foram observados em 1%, 3%, 18% e 5%, respetivamente.

A ECA 2 é expressa nas células tubulares e, em menor grau, nas células glomerulares. O envolvimento renal não é raro. Pode ocorrer em 5 a 20% dos casos (41). No nosso estudo, a insuficiência renal foi raramente observada na admissão, mas foi frequente durante o curso da doença.

A ECA 2 também é expressa pelas células do miocárdio, o que explica a presença de vários casos de miocardite. A insuficiência cardíaca é observada em 7 a 20% dos casos (42-44) e 1% dos doentes hospitalizados apresentam um aumento das troponinas (45). No nosso estudo, não foram observados casos de miocardite ou de insuficiência cardíaca.

Vários estudos investigaram o valor da terapia com corticosteróides no tratamento da pneumonia por SARS-CoV-2. A maioria destes estudos foi realizada em enfermarias médicas e foram retrospectivos e/ou observacionais. Utilizaram a terapêutica com corticosteróides numa dose ≥ 1mg/kg/d numa fase inicial e por uma duração limitada, geralmente inferior a 10 dias.

Foram efectuados três estudos em cuidados intensivos. Nelson et *al.* (46)a administração de metilprednisolona numa dose ≥ 1mg/kg após a progressão da doença < 14 dias resultou numa melhoria significativa num composto que incluía o número de dias de vida sem ventilação mecânica e a taxa de extubação.

Num ensaio multicêntrico controlado e aleatório que incluiu 299 doentes com SDRA moderada ou grave, a administração de dexametasona numa dose de 20 mg/d durante 5 dias, seguida de 10 mg por via intravenosa (IV) durante 5 dias ou no momento da alta, foi associada a uma redução da sobrevivência e da sobrevivência com vida sem ventilação mecânica no D28 (16).

No estudo de Lu Chen (47)os autores demonstraram um aumento da falência de órgãos no grupo de controlo, mas nenhuma diferença na mortalidade.

O Quadro XI apresenta os resultados dos principais estudos que utilizaram corticosteróides em doses elevadas no tratamento da pneumonia por SARS-CoV-2.

Quadro XI: Resultados dos principais estudos que utilizaram corticosteróides em doses elevadas no tratamento da pneumonia por SARS-CoV-2

AUTOR	REFERÊNCIA	PROTOCOLO	TAMANHO DA AMOSTRA	TIPO DE ESTUDO	RESULTADOS
Bani-Sadr	(48)	1mg/kg de metilprednisolona ou 0,5mg/kg se ritonavir Duração= 2 a 3 semanas antes	-85 antes (sem corticosteróides) -172 depois -doentes hospitalizados	Coorte com um grupo histórico	-Redução da mortalidade no período "após" RR=0,47; redução do número de admissões em unidades de cuidados intensivos e de mortes.
Fadel	(49)	Metilprednisolona 0,5-1mg/kg em 2 doses ao longo de 3 dias para doentes em cuidados intensivos Tem uma duração de 7 dias.	213 doentes com doença moderada a grave	Quase experimental	-Redução da mortalidade 26,3% VS 21,7%; p=0,024 -Utilização de VM: 36,6 dias VS 21,7 dias p=0,025 -Admissão nos cuidados intensivos 44,3% VS 27,3%; p=0,017
Fernandez	(50)	Metilprednisolona 1-2mg/kg durante 3 a 5 dias	463 SDRA moderada e grave + hiperinflamação	Retrospetiva	-Redução da mortalidade 13,9% VS 23,9 - Não há diferença entre a administração em boli e descontínua
Gong Guan	(51)	Metilprednisolona > 1mg/kg durante 10 dias	-34 doentes -Idade < 54 anos em caso de emergência	Retrospetiva - observacional	-Melhoria dos sintomas, da oxigenação e da progressão da doença
Hu Wang	(52)	Prednisolona ou metilprednisolona entre 0,75-1,5mg/kg/d	308 doentes hospitalizados	Retrospetiva - observacional	-Sem efeito

Li Zhou	(53)	Metilprednisolona 0,75-1,5 mg/kg/d durante 3 dias e depois prednisolona 40-80mg Duração do tratamento < 7 dias	187 Agravamento radiológico	Retrospetiva - observacional	-Redução da utilização de VM: 45 VS 74,2
Luchen	(47)	Metilprednisolona 1,5 mg/d ou dexametasona 1,25 mg/d Duração média 8 dias	244:SDRA (PaO2/FiO2< 300) ou (Spo$_2$/FiO2<3 15) ou sépsis +insuficiência orgânica	Retrospetiva - observacional	-Aumento da falência de órgãos -Não há diferença na mortalidade
Ma Zeng	(54)	Metilprednisolona 1-2mg/kg durante 3-5 dias	450 graves e não graves	Estudo observacional retrospetivo multicêntrico	-A duração do internamento no grupo dos corticosteróides foi semelhante à do grupo do placebo.

(Quadro X - continuação)

AUTOR	REFERÊNCIA	PROTOCOLO	TAMANHO DA AMOSTRA	TIPO DE ESTUDO	RESULTADOS
Majmundar.M et al	(55)	Prednisolona, metilprednisolona dexametasona ≥ 1mg/kg	205 pacientes na ala médica	Retrospetiva - observacional	-Redução do composto (transferência e/ou intubação e/ou VM
Mikulska et al	(56)	Metilprednisolona ≥ 1mg/kg/d	215 pacientes não intubados	Retrospetiva - observacional	-A combinação de corticosteróides e tocilizumab melhora o prognóstico
Nelson et al	(46)	Metilprednisolona ≥1mg/kg < 14 dias de manutenção	117 VM	Retrospetiva - observacional	-Aumento do número de dias sem VM e da taxa de extubação

Francisc o Salton et al	(57)	80 mg de metilprednisol ona em bolus e depois 80mg/d durante 08 dias até PaO2/FiO2>3 50 ou PCR<20mg/l e depois 16mg ou 20mg/d IV para atingir PCR<20mg/l e P/F>400	173 SDRA	Retrospetiv a - observacion al	Composto: morte e ou transferênci a para os cuidados intensivos ou utilização de VM (22,9% VS 44,4%)
Tamazin i	(16)	20mg/d durante 05d e depois 10mg/d IV durante 05d até à alta	299: SDRA moderada ou grave	Ensaio controlado aleatório multicêntric o	Composto: seguimento em D28 e sobrevivênc ia livre de MV em D28 A favor do grupo controlado

VM: ventilação mecânica, SDRA: síndrome de dificuldade respiratória aguda, Pao$_2$: pressão arterial de oxigénio, Fio$_2$: fração inspiratória de oxigénio, Spo$_2$: saturação de O2 pulsada, PCR: proteína C-reactiva

O nosso estudo distinguiu-se por um protocolo diferente. Utilizámos corticosteróides em altas doses após falha de corticosteróides em baixas doses e/ou quando surgiram lesões precoces de fibrose. Além disso, a administração de corticosteróides no nosso estudo foi uma prescrição de resgate, pois era a única esperança de salvar os nossos doentes, dada a indisponibilidade de assistência circulatória, como a oxigenação por membrana extracorporal (ECMO). No nosso estudo, 33,7% dos doentes tiveram alta com vida após a administração de corticosteróides em doses elevadas.

Os dois factores independentemente associados ao insucesso foram: a pontuação SAPS II com um valor limite de 23,5 e a prescrição de ventilação não invasiva.

Os nossos resultados não podem ser comparados com outros estudos, uma vez que, tanto quanto é do nosso conhecimento, não existem estudos publicados sobre o efeito da administração tardia de uma dose elevada de corticosteróides.

O efeito benéfico da combinação de VNI e corticosteróides é explicado pelo efeito fisiológico e clínico da VNI. A utilização de VNI em doentes com insuficiência respiratória aguda de novo, com exceção do edema pulmonar agudo (EAP), é controversa.

No início da pandemia, a utilização da VNI foi excecional, devido ao receio de pulverização de partículas virais. Alguns estudos demonstraram que a VNI pode ser uma boa alternativa à ventilação mecânica invasiva. A VNI melhora o trabalho muscular e a oxigenação, e reduz a necessidade de ventilação mecânica invasiva, para além de reduzir o número de episódios infecciosos. No nosso estudo, 79% dos doentes tinham falhado a terapêutica com corticosteróides, em comparação com 35% no grupo de sucesso (p=0,037). Embora a VNI tenha sido utilizada em 48% dos doentes no grupo de insucesso, em comparação com 28% no grupo de sucesso (p=0,034), a taxa de insucesso foi mais elevada, tal como demonstrado pela duração da VNI (7,06 [3,5-10,25] vs. 4 [2-7,25]), o que indica uma falha precoce da VNI.

 O efeito benéfico da VNI também envolve a melhoria da oxigenação.

O pH à admissão foi semelhante entre os dois grupos, assim como o rácio PaO2/FiO2. No entanto, na análise multivariada, verificou-se uma melhoria significativa do rácio em D7 e D14. Essa melhora pode ser devida à aplicação da VNI. É importante ressaltar que o nosso desafio na prescrição dos parâmetros de VNI foi evitar a sobredistensão causada pelo uso de auxílios inspiratórios excessivos, gerando assim volumes correntes elevados e uma fonte de lesões induzidas pela ventilação (VILI).

 O segundo resultado obtido diz respeito à pontuação SAPS II e ao seu valor limite de 23,5. Ficámos convencidos de que os doentes mais graves respondem mal à terapia com corticosteróides. Vários parâmetros atestam esta gravidade, como o recurso mais frequente à ventilação mecânica invasiva (3% VS 24%, p<0,001), a frequência de SDRA grave (54% VS 69%, p=0,014) e uma mediana da relação PaO2/FiO2 de 102 IQR [79,50-154,75] VS 86 IQR [69-127]. Na ausência de outras alternativas terapêuticas, a utilização de corticosteróides foi uma necessidade neste contexto endémico.

Relativamente à terapêutica com corticosteróides e à mortalidade, embora a mortalidade fosse nula no grupo de sucesso, era quase certa (91,6%) no grupo de insucesso. De facto, os doentes que não responderam à corticoterapia ficaram expostos a complicações dos cuidados intensivos, com exposição a infecções nosocomiais (35% vs. 79%, p=0,037), barotrauma (5% vs. 31%, p<0,001), que é um indicador direto da gravidade das lesões pulmonares, e aumento do tempo de permanência nos cuidados intensivos.

Ao contrário da SRA em 2003, que foi responsável por uma taxa de mortalidade variável entre 13 e 64% (58-61)o SARS-CoV-2 foi mais fatal. A mortalidade foi de 69% na China e 73% na Polónia (62). Esta taxa de mortalidade diz respeito a todos os doentes hospitalizados para tratamento da pneumonia por SARS-CoV-2. Além disso, a mortalidade observada no nosso estudo está de acordo com as normas internacionais.

Relativamente à terapêutica com corticosteróides e à PCR: o objetivo da terapêutica com corticosteróides tardia é evitar a progressão para fibrose pulmonar e hipoxemia refractária. Embora a terapia com corticosteróides tenha sido prescrita tardiamente em comparação com os estudos, observámos que a PCR estava elevada em ambos os grupos desde os primeiros dias 104 [66,75-150] no grupo de sucesso em comparação com 118 [67-178] no grupo de insucesso. Isto indica a existência de uma síndrome inflamatória pré-existente para além dos 10 dias. Os níveis de PCR em D3 e D7 foram significativamente mais baixos no grupo de sucesso do que no grupo de insucesso. No entanto, esta diferença desapareceu no decurso do tratamento, indicando provavelmente a existência de outras causas de reacções inflamatórias, tais como infecções hospitalares. É de salientar que Francisco Salton et *al.*, num estudo observacional retrospetivo que incluiu 173 doentes com SDRA, prescreveram corticosteróides com base nos valores de PCR. O seu protocolo consistiu na administração de 80mg em bolus e depois 80mg/d durante 8 dias até atingir uma relação PaO2/FiO2 $\geq$ 350 ou uma PCR < 20mg/l e depois 16 ou 20 mg/d IV até atingir uma PCR < 20mg/l e PaO2/FiO2 $\geq$ 400. Neste estudo, o endpoint foi um composto (mortalidade e/ou uso de ventilação mecânica). A combinação foi significativamente reduzida de 22,9% para 44,4%.

Corticosteróides e efeito nos parâmetros ventilatórios: No nosso estudo, a pressão motora de D1 a D28, a pressão expiratória positiva de D1 a D28, o volume corrente de D1 a D28 e a complacência pulmonar de D1 a D28 foram idênticos entre os dois grupos e não houve diferença estatisticamente significativa. A nossa gestão ventilatória da SDRA secundária à infeção por SARS-CoV-2 segue as recomendações internacionais (63). O objetivo primário desta gestão é prevenir a lesão induzida pela ventilação mecânica, utilizando um volume corrente reduzido $\leq$ 6 ml/kg e uma PEEP para ter uma pressão de planalto $\leq$ 30cmH2O. A análise destes resultados leva à seguinte conclusão: o sucesso da terapia com corticosteróides não influenciou os parâmetros ventilatórios, pelo que a sua eficácia é determinada pela melhoria da relação PaO2/FiO2. Isto leva-nos a concluir que a avaliação precoce da terapêutica com corticosteróides deve provavelmente ter em conta a relação PaO2/FiO2 em vez da pressão de plateau e da compliance pulmonar. De facto, no grupo de sucesso, a compliance pulmonar aumentou de 29 [7-29] em D1 para 32 [32-32] em D7. Já a complacência pulmonar caiu de 23 [18-29] para 18,5 [13,75-26] no grupo de insucesso. Considero que estes resultados devem ser tidos em conta para minimizar os efeitos deletérios da terapêutica com corticosteróides e para a suspender antes que o doente desenvolva complicações infecciosas, metabólicas e neurológicas periféricas, caso não se verifique uma melhoria da PaO2/FiO2 e da compliance pulmonar no D7.

O nosso estudo é provavelmente o primeiro a avaliar a prescrição de corticosteróides tardios em doses elevadas no tratamento da SDRA secundária à pneumonia por SARS-CoV-2.

O nosso estudo tem uma série de limitações. Por um lado, trata-se de um estudo de coorte observacional prospetivo e não aleatório.

A ausência de aleatorização é um viés que pode ter um impacto nos resultados obtidos. A nossa decisão de prescrever corticosteróides foi uma questão de necessidade absoluta e de salvamento na ausência de outros meios terapêuticos disponíveis, pelo que a aleatorização não foi possível.

Por outro lado, trata-se de um estudo monocêntrico efectuado na unidade de cuidados intensivos médicos do hospital Taher Sfar em Mahdia.

O enriquecimento dos nossos resultados com a experiência de outros serviços é muito interessante, uma vez que, por um lado, teremos uma amostra maior, evitando assim alguns enviesamentos e, por outro lado, o manejo terapêutico com outros meios terapêuticos (ECMO, ECALTA, antivirais) associado à corticoterapia poderia melhorar a sobrevida. De facto, a nossa conduta foi adequada e de acordo com as recomendações internacionais, nomeadamente em termos de oxigenoterapia, prescrição de parâmetros ventilatórios, administração de corticosteróides, heparinoterapia, utilização da posição prona e óxido nítrico. A única diferença reside no facto de a ECMO não ter sido utilizada nos casos graves. Esta técnica não estava disponível em vários serviços e é raramente utilizada devido a dificuldades técnicas.

Para além disso, o tamanho da amostra pode estar na origem de um erro de tipo 2. Consideramos que a nossa amostra é aceitável, uma vez que se trata de doentes em cuidados intensivos.

À luz do nosso estudo, podem ser feitas várias recomendações:

- ➢ Utilização de medidas preventivas - peça facial filtrante (FFP2), lavagem das mãos, isolamento, etc.
- ➢ Utilização de oxigenoterapia adaptada a cada caso, privilegiando os métodos não invasivos, essencialmente a oxigenoterapia de alto débito, a VNI e o CPAP.
- ➢ Nos doentes ventilados, a lesão induzida pela ventilação mecânica deve ser evitada utilizando um volume corrente ≤ 6 ml/kg e uma PEEP adequada para atingir uma pressão de planalto ≤ 30 CmH2O
- ➢ Se a PaO2/FiO2 for inferior a 150, o doente deve ser colocado em posição prona com ou sem esforço.
- ➢ Se não houver melhoria, a utilização de NO (óxido nítrico) deve ser discutida caso a caso.
- ➢ As formas graves requerem assistência circulatória através de ECMO.
- ➢ Os corticosteróides devem ser prescritos precocemente, numa dose de 10 mg/d durante 10 dias. Se não houver melhoria, ou se a doença estiver a progredir para uma fibrose pulmonar incipiente, devem ser utilizados corticosteróides em doses elevadas, com um acompanhamento no 7º dia para avaliar a eficácia e decidir se os corticosteróides devem ou não ser continuados.
- ➢ A terapêutica com heparina deve ser utilizada conforme indicado numa dose intermédia.
- ➢ Não há indicação sistemática para a terapia antibiótica.

CONCLUSÃO

CONCLUSÃO

A OMS descreveu a doença do coronavírus como uma pandemia. A mortalidade nos cuidados intensivos ultrapassou os 60%. O SARS-CoV-2 é caracterizado por uma reação inflamatória excessiva e uma tempestade de citocinas. Os efeitos anti-inflamatórios dos corticosteróides demonstraram ser eficazes na redução da mortalidade em doentes graves com SDRA. A maioria dos estudos investigou a eficácia da terapêutica com corticosteróides na fase inicial da lesão pulmonar, embora a reação inflamatória possa durar mais de 8 dias. Além disso, alguns pacientes são tratados tardiamente por várias razões, a terapia inicial com corticosteróides falha e a doença progride para fibrose pulmonar. Neste contexto, realizámos este estudo para determinar os factores independentemente associados ao insucesso da terapêutica com corticosteróides em doses elevadas.

Realizámos um estudo prospetivo de coorte e analítico que incluiu todos os doentes hospitalizados para tratamento da pneumonia por SARS-CoV-2 e tratados com corticosteróides de acordo com o protocolo Meduri, que consiste em iniciar os doentes com metilprednisolona numa dose de 2mg/kg/d administrada diariamente durante 14 dias, depois 1mg/kg/d durante uma semana, depois 0,5mg/kg/d durante 3 dias, depois 0,25mg/kg/d durante 3 dias, depois 0,125mg/kg/d durante 3 dias.

 Foram analisados os parâmetros demográficos, as comorbilidades, as manifestações funcionais, clínicas e paraclínicas, a gravidade do quadro clínico através do cálculo de dois scores de gravidade (SAPS II e APACHE II), o score de falência orgânica (SOFA) e a gravidade da SDRA, os parâmetros ventilatórios: tipo de oxigenoterapia e parâmetros utilizados, parâmetros de monitorização (compliance, pressão motora), complicações da corticoterapia: infecções nosocomiais, hiperglicemia, complicações da ventilação mecânica: pneumopatia associada à ventilação mecânica, barotrauma, tempo de internamento, duração da ventilação mecânica e mortalidade.

Durante o período de estudo, foram incluídos 178 doentes com uma idade média de 62 anos [53-68].

As comorbilidades mais comuns foram a hipertensão (43%) e a diabetes (37%). O tempo médio para o início dos sintomas foi de 5 dias [3-7]. A SDRA grave esteve presente em 63% dos casos.

A mortalidade foi de 61%. A taxa de sucesso da terapia com corticosteróides foi de 33,7%.

Na análise multivariada, o SAPS II (OR=0,938; IC95% [0,895-0,982] p=0,007) e a utilização de ventilação não invasiva (OR=0,416; IC95% [0,187-0,925] p=0,031) foram os factores independentemente associados ao insucesso da terapêutica com corticosteróides. O valor de corte SAPS II foi de 23,5 com uma sensibilidade de 75%, uma especificidade de 61%, um valor preditivo positivo de 54,55%, um valor preditivo negativo de 79,46% e uma zona de 0,724.

Em conclusão, 33,7% dos pacientes responderam à terapia com corticosteróides em altas doses após falha da terapia inicial com corticosteróides. Os doentes tratados com VNI e/ou com SAPS II < 23,5 podem ser candidatos a este protocolo.

Referencias

REFERÊNCIAS

1   Wong G, Liu W, Liu Y, Zhou B, Bi Y, Gao GF. MERS, SARS e Ébola: O papel dos superdisseminadores nas doenças infecciosas. Cell Host Microbe. 2015;18(4):398-401.

2. Zhu N, Zhang D, Wang W, Li X, Yang B, Song J, et al. Um novo coronavírus de pacientes com pneumonia na China, 2019. N Engl J Med. 2020;382(8):727-33.

3   Ye Z, Wang Y, Colunga-Lozano LE, Prasad M, Tangamornsuksan W, Rochwerg B, et al. Eficácia e segurança dos corticosteróides na COVID-19 com base em evidências para a COVID-19, outras infecções por coronavírus, gripe, pneumonia adquirida na comunidade e síndrome do desconforto respiratório agudo: uma revisão sistemática e meta-análise. CMAJ. 2020 Jul 6;192(27):E756-E767. doi:10.1503/cmaj.200645. Epub 2020 14 de maio. PMID: 32409522; PMCID: PMC7828900.

4   Zhou P, Yang XL, Wang XG, Hu B, Zhang L, Zhang W, et al. Um surto de pneumonia associado a um novo coronavírus de provável origem em morcego. Nature. 2020;579(7798):270-3.

5. Guan WJ, Ni ZY, Hu Y, Liang WH, Ou CQ, He JX, et al. Caraterísticas clínicas da doença de Coronavírus 2019 na China. N Engl J Med. 2020;382(18):1708-20.

6   Huang C, Wang Y, Li X, Ren L, Zhao J, Hu Y, et al. Caraterísticas clínicas dos pacientes infectados com o novo coronavírus de 2019 em Wuhan, China. Lancet. 2020;395(10223):497-506.

7   Li H, Liu L, Zhang D, Xu J, Dai H, Tang N, et al. SARS-CoV-2 and viral sepsis: observations and hypotheses. Lancet. 2020;395(10235):1517-20.

8   Dastan F, Saffaei A, Mortazavi SM, Jamaati H, Adnani N, Samiee Roudi S, et al. Terapia de substituição renal contínua (CRRT) com cartucho de hemoperfusão descartável: uma opção promissora para COVID-19 grave. J Glob Antimicrob Resist. 2020;21:340-1.

9   Jamaati H, Dastan F, Tabarsi P, Marjani M, Saffaei A, Hashemian SM. Uma experiência de catorze dias com a Síndrome da Angústia Respiratória Aguda

(ARDS) induzida pela Doença de Coronavírus 2019 (COVID-19): Um Protocolo de Tratamento Iraniano. Iran J Pharm Res. 2020;19(1):31-6.

10. Masjedi M, Esmaeil N, Saffaei A, Abtahi-Naeini B, Pourazizi M, Haghjooy Javanmard S, et al. Índices de Citocinas em Pênfigo Vulgar: Perceção da sua Imunopatogénese e Esperanças de Tratamento Não-Esteroide. Iran J Pharm Res. 2017;16(3):1223-9.

11 Rhen T, Cidlowski JA. Antiinflammatory action of glucocorticoids--new mechanisms for old drugs. N Engl J Med. 2005;353(16):1711-23.

12. Pulakurthi YS, Pederson JM, Saravu K, Gupta N, Balasubramanian P, Kamrowski S, et al. Corticosteroid therapy for COVID-19: A systematic review and meta-analysis of randomized controlled trials. Medicina (Baltimore). 2021;100(20):e25719.

13. Chaudhuri D, Sasaki K, Karkar A, Sharif S, Lewis K, Mammen MJ, et al. Corticosteróides em COVID-19 e não COVID-19 ARDS: uma revisão sistemática e meta-análise. Intensive Care Med. 2021;47(5):521-37.

14 Chang X, Li S, Fu Y, Dang H, Liu C. Segurança e eficácia dos corticosteróides em pacientes com SDRA: uma revisão sistemática e meta-análise de dados de ECR. Respir Res. 2022;23(1):301.

15 Villar J, Anon JM, Ferrando C, Aguilar G, Munoz T, Ferreres J, et al. Eficácia do tratamento com dexametasona para doentes com a síndrome de dificuldade respiratória aguda causada pela COVID-19: protocolo de estudo para um ensaio de superioridade controlado e aleatório. Trials. 2020;21(1):717.

16 Tomazini BM, Maia IS, Cavalcanti AB, Berwanger O, Rosa RG, Veiga VC, et al. Effect of Dexamethasone on Days Alive and Ventilator-Free in Patients With Moderate or Severe Acute Respiratory Distress Syndrome and COVID-19: The CoDEX Randomized Clinical Trial. JAMA. 2020;324(13):1307-16.

17. Group RC, Horby P, Lim WS, Emberson JR, Mafham M, Bell JL, et al. Dexametasona em pacientes hospitalizados com Covid-19. N Engl J Med. 2021;384(8):693-704.

18. Group WHOREAfC-TW, Sterne JAC, Murthy S, Diaz JV, Slutsky AS, Villar J, et al. Associação entre a administração de corticosteróides sistémicos e a mortalidade

em doentes críticos com COVID-19: uma meta-análise. JAMA. 2020;324(13):1330-41.

19. Van Paassen J, Vos JS, Hoekstra EM, Neumann KMI, Boot PC, Arbous SM. Uso de corticosteroides em pacientes com COVID-19: uma revisão sistemática e meta-análise sobre os resultados clínicos. Crit Care. 2020;24(1):696.

20 . Granholm A, Munch MW, Myatra SN, Vijayaraghavan BKT, Cronhjort M, Wahlin RR, et al. Dexametasona 12 mg versus 6 mg para pacientes com COVID-19 e hipoxemia grave: uma análise Bayesiana secundária pré-planeada do ensaio COVID STEROID 2. Intensive Care Med. 2022;48(1):45-55.

21 Pinzon MA, Ortiz S, Holguin H, Betancur JF, Cardona Arango D, Laniado H, et al. Dexametasona vs metilprednisolona em dose elevada para a pneumonia por Covid-19. PLoS One. 2021;16(5):e0252057.doi.org/10.1371/journal.pone.0252057

22 Ranjbar K, Moghadami M, Mirahmadizadeh A, Fallahi MJ, Khaloo V, Shahriarirad R, et al. Metilprednisolona ou dexametasona, qual deles é o corticosteroide superior no tratamento de pacientes hospitalizados com COVID-19: um ensaio clínico randomizado e controlado triplo-cego. BMC Infect Dis. 2021;21(1):337.

23. Hong S, Wang H, Li S, Liu J, Qiao L. Uma revisão sistemática e meta-análise do tratamento com glucocorticóides em COVID-19 grave: metilprednisolona versus dexametasona. BMC Infect Dis. 2023;23(1):290.

24 Tan RSJ, Ng KT, Xin CE, Atan R, Yunos NM, Hasan MS. Corticosteroides de alta dose versus corticosteroides de baixa dose em pacientes com COVID-19: uma revisão sistemática e meta-análise. J Cardiothorac Vasc Anesth. 2022;36(9):3576-86.

25. Batirel A, Demirhan R, Eser N, Korlu E, Tezcan ME. Tratamento com esteróides de pulso para adultos hospitalizados com COVID-19. Turk J Med Sci. 2021;51(5):2248-55.

26. Khokher W, Beran A, Iftikhar S, Malhas SE, Srour O, Mhanna M, et al. Pulse versus nonpulse steroid regimens in patients with coronavirus disease 2019: A systematic review and meta-analysis. J Med Virol. 2022;94(9):4125-37.

27   Mohanty RR, Biswa Mohan P, Meher BR. Eficácia da dose de pulso de metil prednisolona no manejo de COVID 19: Uma revisão sistemática e meta-análise de estudos observacionais. J Pharm Pharm Sci. 2022;25:110-23.

28.   Force ADT, Ranieri VM, Rubenfeld GD, Thompson BT, Ferguson ND, Caldwell E, et al. Acute respiratory distress syndrome: the Berlin Definition. JAMA. 2012;307(23):2526-33.

29   Grasselli G, Calfee CS, Camporota L, Poole D, Amato MBP, Antonelli M, et al. Diretrizes da ESICM sobre a síndrome do desconforto respiratório agudo: definição, fenotipagem e estratégias de suporte respiratório. Intensive Care Med. 2023;49(7):727-59.

30   Le Gall JR, Lemeshow S, Saulnier F. A new Simplified Acute Physiology Score (SAPS II) based on a European/North American multicenter study. JAMA. 1993;270(24):2957-63.

31   Knaus WA, Draper EA, Wagner DP, Zimmerman JE. APACHE II: um sistema de classificação da gravidade da doença. Crit Care Med. 1985;13(10):818-29.

32   Vincent JL, Moreno R, Takala J, Willatts S, De Mendonca A, Bruining H, et al. The SOFA (Sepsis-related Organ Failure Assessment) score to describe organ dysfunction/failure. Em nome do Grupo de Trabalho sobre Problemas Relacionados com a Sépsis da Sociedade Europeia de Medicina Intensiva. Intensive Care Med. 1996;22(7):707-10.

33   Bonny V, Maillard A, Mousseaux C, Placais L, Richier Q. [COVID-19: Patogénese de uma doença multifacetada]. Rev Med Interne. 2020;41(6):375-89.

34   Jin Y, Yang H, Ji W, Wu W, Chen S, Zhang W, et al. Virologia, Epidemiologia, Patogénese e Controlo da COVID-19. Viruses. 2020;12(4).

35   Lamers MM, Beumer J, van der Vaart J, Knoops K, Puschhof J, Breugem TI, et al. O SARS-CoV-2 infecta produtivamente os enterócitos do intestino humano. Science. 2020;369(6499):50-4.

36   Ling Y, Xu SB, Lin YX, Tian D, Zhu ZQ, Dai FH, et al. Persistência e depuração do ARN viral em 2019 novos pacientes de reabilitação da doença do coronavírus. Chin Med J (Engl). 2020;133(9):1039-43.

37. Wu C, Chen X, Cai Y, Xia J, Zhou X, Xu S, et al. Factores de Risco Associados à Síndrome de Angústia Respiratória Aguda e Morte em Pacientes com Pneumonia por Coronavírus 2019 em Wuhan, China. JAMA Intern Med. 2020;180(7):934-43.

38 Richardson S, Hirsch JS, Narasimhan M, Crawford JM, McGinn T, Davidson KW, et al. Apresentando caraterísticas, comorbidades e resultados entre 5700 pacientes hospitalizados com COVID-19 na área da cidade de Nova York. JAMA. 2020;323(20):2052-9.

39 Changeux JP, Amoura Z, Rey FA, Miyara M. Uma hipótese nicotínica para a Covid-19 com implicações preventivas e terapêuticas. C R Biol. 2020;343(1):33-9.

40 Li YC, Bai WZ, Hashikawa T. Response to Commentary on "O potencial neuroinvasivo do SARS-CoV-2 pode desempenhar um papel na insuficiência respiratória dos doentes com COVID-19". J Med Virol. 2020;92(7):707-9.

41 Arentz M, Yim E, Klaff L, Lokhandwala S, Riedo FX, Chong M, et al. Caraterísticas e resultados de 21 pacientes criticamente doentes com COVID-19 no estado de Washington. JAMA. 2020;323(16):1612-4.

42. Wang D, Hu B, Hu C, Zhu F, Liu X, Zhang J, et al. Caraterísticas Clínicas de 138 Pacientes Hospitalizados com Pneumonia Infetada pelo Novo Coronavírus de 2019 em Wuhan, China. JAMA. 2020;323(11):1061-9.

43 Zhou F, Yu T, Du R, Fan G, Liu Y, Liu Z, et al. Curso clínico e factores de risco para a mortalidade de adultos internados com COVID-19 em Wuhan, China: um estudo de coorte retrospetivo. Lancet. 2020;395(10229):1054-62.

44 Shi S, Qin M, Shen B, Cai Y, Liu T, Yang F, et al. Associação de lesão cardíaca com mortalidade em pacientes hospitalizados com COVID-19 em Wuhan, China. JAMA Cardiol. 2020;5(7):802-10.

45 Fox SE, Akmatbekov A, Harbert JL, Li G, Quincy Brown J, Vander Heide RS. Patologia pulmonar e cardíaca em pacientes afro-americanos com COVID-19: uma série de autópsias de Nova Orleans. Lancet Respir Med. 2020;8(7):681-6.

46 Nelson BC, Laracy J, Shoucri S, Dietz D, Zucker J, Patel N, et al. Resultados clínicos associados à metilprednisolona em pacientes ventilados mecanicamente com COVID-19. Clin Infect Dis. 2021 4 de maio; 72 (9): e367-e372. doi: 10.1093 / cid / ciaa1163. PMID: 32772069; PMCID: PMC7454332.

47   Lu X, Chen T, Wang Y, Wang J, Yan F. Adjuvant corticosteroid therapy for critically ill patients with COVID-19. Crit Care. 2020;24(1):241.

48.   Bani-Sadr F, Hentzien M, Pascard M, N'Guyen Y, Servettaz A, Andreoletti L, et al. Corticosteroid therapy for patients with COVID-19 pneumonia: a before-after study. Int J Antimicrob Agents. 2020;56(2):106077.doi.org/10.1016/j.ijantimicag.2020.106077

49   Fadel R, Morrison AR, Vahia A, Smith ZR, Chaudhry Z, Bhargava P, et al. Corticosteróides precoces de curta duração em pacientes hospitalizados com COVID-19. Clin Infect Dis. 2020;71(16):2114-20.

50   Fernandez-Cruz A, Ruiz-Antoran B, Munoz-Gomez A, Sancho-Lopez A, Mills-Sanchez P, Centeno-Soto GA, et al. A Retrospective Controlled Cohort Study of the Impact of Glucocorticoid Treatment in SARS-CoV-2 Infection Mortality. Antimicrob Agents Chemother. 2020;64(9).

51   Gong Y, Guan L, Jin Z, Chen S, Xiang G, Gao B. Efeitos do uso de metilprednisolona na conversão negativa do ácido nucleico genómico viral e na absorção de lesões por imagem de TC em pacientes com COVID-19 com menos de 50 anos de idade. J Med Virol. 2020;92(11):2551-5.

52   Hu Y, Wang T, Hu Z, Wang X, Zhang Z, Li L, et al. Eficácia clínica do glicocorticóide no tratamento de pacientes com pneumonia COVID-19: uma experiência de centro único. Biomed Pharmacother. 2020 Oct;130:110529. doi:10.1016/j.biopha.2020.110529. Epub 2020 Jul 28. PMID: 32736237; PMCID: PMC7386262.

53   Li Y, Zhou X, Li T, Chan S, Yu Y, Ai JW, et al. O corticosteroide impede a progressão da COVID-19 dentro da sua janela terapêutica: um estudo observacional multicêntrico, de prova de conceito. Emerg Microbes Infect. 2020;9(1):1869-77.

54   Ma Y, Zeng H, Zhan Z, Lu H, Zeng Z, He C, et al. Uso de corticosteróides no tratamento da COVID-19: um estudo retrospetivo multicêntrico em Hunan, China. Front Pharmacol. 2020;11:1198.

55   Majmundar M, Kansara T, Lenik JM, Park H, Ghosh K, Doshi R, et al (2020) Eficácia dos corticosteróides em doentes de unidades de cuidados não intensivos

com pneumonia por COVID-19 da região metropolitana de Nova Iorque. PLoS ONE 15(9): e0238827. https://doi.org/10.1371/journal.pone.0238827

56   Mikulska M, Nicolini LA, Signori A, Di Biagio A, Sepulcri C, Russo C, et al. Tocilizumab e tratamento com esteróides em doentes com pneumonia por COVID-19. PLoS One . 2020 Aug 20;15(8):e0237831. doi: 10.1371/journal.pone.0237831. PMID: 32817707; PMCID: PMC7440633.

57   Salton F, Confalonieri P, Meduri GU, Santus P, Harari S, Scala R, et al. Metilprednisolona de baixa dose prolongada em pacientes com pneumonia grave por COVID-19. Open Forum Infect Dis. 2020 Sep 12;7(10):ofaa421. doi: 10.1093/ofid/ofaa421. PMID: 33072814; PMCID: PMC7543560.

58   Booth CM, Matukas LM, Tomlinson GA, Rachlis AR, Rose DB, Dwosh HA, et al. Clinical features and short-term outcomes of 144 patients with SARS in the greater Toronto area. JAMA. 2003;289(21):2801-9.

59   Chen CY, Lee CH, Liu CY, Wang JH, Wang LM, Perng RP. Clinical features and outcomes of severe acute respiratory syndrome and predictive factors for acute respiratory distress syndrome (Caraterísticas clínicas e resultados da síndrome respiratória aguda grave e factores preditivos da síndrome de dificuldade respiratória aguda). J Chin Med Assoc. 2005;68(1):4-10.

60   Peiris JS, Chu CM, Cheng VC, Chan KS, Hung IF, Poon LL, et al. Clinical progression and viral load in a community outbreak of coronavirus-associated SARS pneumonia: a prospective study. Lancet. 2003;361(9371):1767-72.

61   Sung JJ, Wu A, Joynt GM, Yuen KY, Lee N, Chan PK, et al. Severe acute respiratory syndrome: report of treatment and outcome after a major outbreak. Thorax. 2004;59(5):414-20.

62. Hasan SS, Capstick T, Ahmed R, Kow CS, Mazhar F, Merchant HA, et al. Mortalidade em pacientes com COVID-19 com síndrome do desconforto respiratório agudo e uso de corticosteróides: uma revisão sistemática e meta-análise. Expert Rev Respir Med. 2020;14(11):1149-63.

63   Papazian L, Aubron C, Brochard L, Chiche JD, Combes A, Dreyfuss D, et al. Formal guidelines: management of acute respiratory distress syndrome. Ann Intensive Care. 2019;9(1):69.

APÊNDICE S

APÊNDICES

Apêndice 1: SAPS II

Table 3.—SAPS II Scoring Sheet*

Variable	Points: 26	13	12	11	9	7	6	5	4	3	2	0
Age, y												<40
Heart rate, beats/min				<40							40-69	70-119
Systolic BP, mm Hg		<70						70-99				100-199
Body temperature, °C (°F)												<39° (<102.2°)
Only if ventilated or continuous pulmonary artery pressure PaO$_2$, mm Hg/FiO$_2$				<100	100-199		≥200					
PaO$_2$, kPa/FiO$_2$				<13.3	13.3-26.5		≥26.6					
Urinary output, L/d				<0.500					0.500-0.999			≥1.000
Serum urea level, mmol/L (g/L) or serum urea nitrogen level, mg/dL												<10.0 (<0.60) <28
WBC count (10³/cu mm)			<1.0									1.0-19.9
Serum potassium, mmol/d										<3.0		3.0-4.9
Serum sodium level, mmol/L								<125				125-144
Serum bicarbonate level, mEq/L							<15			15-19		≥20
Bilirubin level, μmol/L (mg/dL)												<68.4 (<4.0)
Glasgow Coma Score	<6	6-8				9-10		11-13				14-15
Chronic diseases												
Type of admission												Scheduled surgical
Sum of points												

*SAPS indicates Simplified Acute Physiology Score; BP blood pressure; FiO$_2$, fraction of inspired oxygen; kPa, kilopascal; WBC, white blood cell; and AIDS, acquired immuno-deficiency syndrome.

Table 4.—Variables and Definitions for SAPS II*

Variable	Definition
Age	Use the patient's age (in years) at last birthday
Heart rate	Use the worst value in 24 hours, either low or high heart rate; if it varied from cardiac arrest (11 points) to extreme tachycardia (7 points), assign 11 points
Systolic blood pressure	Use the same method as for heart rate: eg, if it varied from 60 mm Hg to 205 mm Hg, assign 13 points
Body temperature	Use the highest temperature in degrees Centigrade or Fahrenheit
PaO$_2$/FiO$_2$ ratio	If ventilated or continuous pulmonary artery pressure, use the lowest value of the ratio
Urinary output	If the patient is in the intensive care unit for less than 24 hours, make the calculation for 24 hours: eg, 1 L in 8 hours = 3 L in 24 hours
Serum urea or serum urea nitrogen level	Use the highest value in mmol/L or g/L for serum urea, in mg/dL for serum urea nitrogen
WBC count	Use the worst (high or low) WBC count according to the scoring sheet
Serum potassium level	Use the worst (high or low) value in mmol/L, according to the scoring sheet
Serum sodium level	Use the worst (high or low) value in mmol/L, according to the scoring sheet
Serum bicarbonate level	Use the lowest value in mEq/L
Bilirubin level	Use the highest value in μmol/L or mg/dL
Glasgow Coma Score	Use the lowest value; if the patient is sedated, record the estimated Glasgow Coma Score before sedation
Type of admission	Unscheduled surgical,† scheduled surgical,‡ or medical§
AIDS	Yes, if HIV-positive with clinical complications such as *Pneumocystis carinii* pneumonia, Kaposi's sarcoma, lymphoma, tuberculosis, or toxoplasma infection
Hematologic malignancy	Yes, if lymphoma, acute leukemia, or multiple myeloma
Metastatic cancer	Yes, if proven metastasis by surgery, computed tomographic scan, or any other method

*SAPS indicates Simplified Acute Physiology Score; FiO$_2$, fraction of inspired oxygen; WBC, white blood cell; AIDS, acquired immunodeficiency syndrome; and HIV, human immunodeficiency virus.
†Patients added to operating room schedule within 24 hours of the operation.
‡Patient whose surgery was scheduled at least 24 hours in advance.
§Patients having no surgery within 1 week of admission to intensive care unit.

Apêndice 2: APACHE II

The APACHE II Severity of Disease Classification System

Physiologic Variable	+4	+3	+2	+1	0	+1	+2	+3	+4
Temperature - rectal (°C)	≥41	39-40.9		38.5-38.9	36-38.4	34-35.9	32-33.9	30-31.9	≤29.9
Mean Arterial Pressure (mm Hg)	≥160	130-159	110-129		70-109		50-69		≤49
Heart Rate	≥180	140-179	110-139		70-109		55-69	40-54	≤39
Respiratory Rate (nonventilated or ventilated)	≥50	35-49		25-34	12-24	10-11	6-9		≤5
Oxygenation (mmHg) a. $FiO_2 > 0,5$ use $A\text{-}aDO_2$ b. $FiO_2 < 0,5$ use PaO_2	a: ≥500 b:	350-499	200-349		<200 b: > 70	b: 61-70		b: 55-60	b: <55
Arterial pH	≥7.7	7.6-7.69		7.5-7.59	7.33-7.49		7.25-7.32	7.15-7.24	<7.15
Serum Sodium (mmol/l)	≥180	160-179	155-159	150-154	130-149		120-129	111-119	≤110
Serum Potassium (mmol/l)	≥7	6-6.9		5.5-5.9	3.5-5.4	3-3.4	2.5-2.9		<2.5
Serum Creatinine (mg/dl, Double point score for acute renal failure)	≥3.5	2-3.4	1.5-1.9		0.6-1.4		<0.6		
Hematocrit (%)	≥60		50-59.9	46-49.9	30-45.9		20-29.9		<20
White Blood Count (in 1000/mm²)	≥40		20-39.9	15-19.9	3-14.9		1-2.9		<1
Glasgow-Coma-Scale (GCS)	Score = 15 minus actual GCS								
Serum HCO₃ (venous, mmol/l, use if no ABGs)	≥52	41-51.9		32-40.9	22-31.9		18-21.9	15-17.9	<15
A = Total Acute Physiology Score APS	Sum of the 12 individual variable points								

B = Age Points	C = Chronic Health Points
≤44 years — 0 points 45-54 years — 2 points 55-64 years — 3 points 65-74 years — 5 points ≥75 years — 6 points	If the patient has a history of severe organ system insufficiency or is immunocompromised assign points as follows: a. For nonoperative or emergency postoperative patients – 5 points b. For elective postoperative patients – 2 points

APACHE II Score = Sum of A (APS points) + B (Age points) + C (Chronic Health points)

(From: Knaus WA, Draper EA, Wagner DP, Zimmerman JE. APACHE II: a severity of disease classification system. Crit Care Med 1985;13(10):818-29)

Apêndice 3: Pontuação SOFA

	Score				
Système	0	1	2	3	4
Respiration PaO2/FiO2, mmHg (kPa)	≥ 400 (53,3)	<400 (53,3)	< 300 (40)	<200 (26,7) avec soutien ventilatoire	<100 (13,3) avec soutien ventilatoire
Coagulation Plaquettes, $x10^3/\mu l$	≥ 150	< 150	<100	< 50	< 20
Foie Bilirubine, µmol/l (mg/dl)	<1,2 (20)	1,2-1,9 (20-32)	2,0-5,9 (33-101)	6,0-11,9 (102-204)	>12,0 (204)
Cardiovasculaire	PAM ≥ 70 mmHg	PAM < 70 mmHg	Dopamine < 5 ou dobutamine (toute dose)*	Dopamine 5,1-15 ou adrénaline ≤ 0,1 ou noradrénaline ≤ 0,1*	Dopamine <15 ou adrénaline >0,1 ou noradrénaline >0,1*
Système nerveux central Glasgow Coma Scale	15	13-14	10-12	6-9	<6
Rénal Créatinine, µmol/l (mg/dl) Diurèse, ml/j	<1,2 (110)	1,2-1,9 (110-170)	2,0-3,4 (171-299)	3,5-4,9 (300-400) <500	>5 (440) <200

PaO2: pressão parcial de oxigénio; FiO2: fração de oxigénio inspirado; PAM: pressão arterial média.

* As doses de catecolaminas são dadas em µg/kg/min

Resumo

Protocolo Méduri e pneumonia por COVID-19: factores de insucesso terapêutico

Resumo

O SARS-CoV-2 causa SDRA, uma tempestade de citocinas e inflamação excessiva... A terapia com altas doses de corticosteróides pode ser indicada em pacientes que desenvolvem fibrose pulmonar. O objetivo do estudo foi identificar os factores que levam ao insucesso da terapêutica com corticosteróides em doses elevadas, de acordo com o protocolo Meduri. Este estudo de coorte prospetivo foi realizado na unidade de cuidados intensivos do Hospital Taher Sfar em Mahdia. Todos os doentes hospitalizados com pneumonia por SARS-CoV-2 receberam metilprednisolona 2 mg/kg/d em doses progressivas ao longo de um mês. Num total de 178 doentes, o sucesso do tratamento foi de 33,7%, com uma taxa de mortalidade de 61%. Na análise multivariada, a pontuação SAPS II (OR=0,938, IC95% [0,895-0,982], p=0,007) e o uso de VNI (OR=0,416, IC95% [0,187-0,925], p=0,031) foram independentemente associados ao insucesso. O limiar SAPS II foi de 23,5 com uma sensibilidade de 75%, uma especificidade de 61%, um valor preditivo positivo de 54,55%, um valor preditivo negativo de 79,46% e uma área sob a curva de 0,724. Em conclusão, o score SAPS II e a utilização de VNI são factores de insucesso.

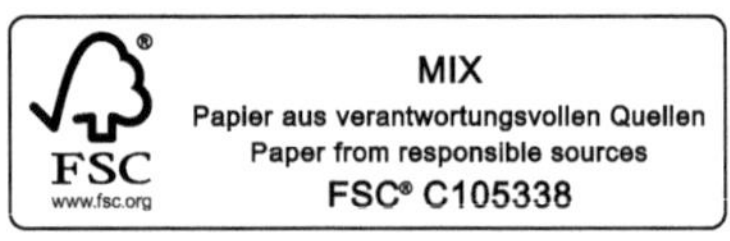

Printed by Books on Demand GmbH, Norderstedt / Germany